AF611896

SIMPLES NOTIONS

SUR

L'HYGIÈNE

ET

LES PLANTES INDIGÈNES,

Classées d'après leurs propriétés médicinales,

par M. CHEVALIER,
INSPECTEUR DE L'ENSEIGNEMENT PRIMAIRE,
OFFICIER D'ACADÉMIE.

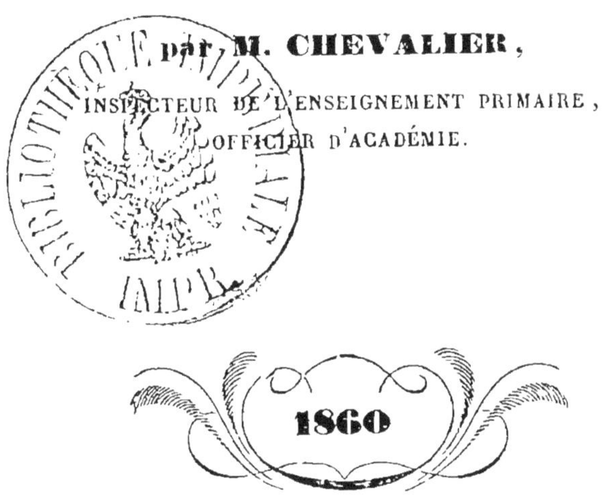

1860

MAUBEUGE,
DECAUSSENNE, IMPRIMEUR, LIBRAIRE ET LITHOGRAPHE.

AVANT-PROPOS.

Toute indisposition demande des soins et doit éveiller notre attention. Le remède le plus simple, pris à temps, peut nous épargner une maladie sérieuse, tandis que, par négligence ou par indifférence, on contracte quelquefois des infirmités douloureuses, longues et difficiles à guérir.

Est-ce à dire pour cela qu'en mettant en pratique les principes généraux d'hygiène que nous donnons ici et les renseignements que nous avons recueillis sur quelques plantes médicinales, on pourra se passer des conseils des médecins ?

Non, assurément!.... Nous croyons au contraire que généralement on tarde trop à les appeler et que ce retard, joint au manque de tout traitement préventif, est la cause d'une foule d'accidents qu'il serait facile d'éviter. Aussi, en publiant ce petit travail, n'avons-nous qu'une intention, c'est de venir, à la campagne, en aide à l'art médical et pharmaceutique pour les cas *seulement* où il est *impossible* ou *superflu* d'avoir recours à un médecin.

Car si, au village, on n'a pas toujours des médecins et des pharmaciens à sa portée, on a toujours des plantes, on vit dans leur voisinage, on les possède dans son jardin, on les cultive avec ses légumes.

Indiquer donc les plus salutaires et le parti qu'on peut en tirer, *en attendant la visite du docteur*, n'est-ce pas à la fois élever une barrière contre les nombreuses maladies dont nous sommes assaillis et travailler en même temps à assurer le succès de ceux qui ont mission de les combattre.

Quant aux Instituteurs auxquels cet opuscule s'adresse plus particulièrement, ils ne se contenteront pas de prendre connaissance des plantes qu'il renferme et de leur emploi, ils tâcheront encore de les avoir dans leurs jardins, d'habituer les enfants à les reconnaître et de pouvoir au besoin les fournir aux familles.

Nous avons pris pour guide, dans la partie de notre travail qui se rapporte aux plantes, l'excellent ouvrage du docteur Cazin, de Boulogne-Sur-Mer, intitulé : *Traité pratique et raisonné de l'emploi des plantes médicinales indigènes*, couronné d'une médaille d'or par la Société de Médecine de Marseille.

Les doses que nous donnons sont celles indiquées par M. Cazin qui nous a gracieusement autorisé à faire à son livre tous les emprunts dont nous aurions besoin. Nous nous faisons un devoir et un plaisir de le remercier ici pour les renseignements dont nous lui sommes redevable.

HYGIÈNE.

La santé de l'homme, le premier des biens physiques, est souvent compromise, altérée par des imprudences. Des indispositions, des maladies peuvent être évitées par de simples précautions qu'il est toujours facile de prendre.

L'ensemble des préceptes propres à se maintenir dans un bon état de santé constitue L'HYGIÈNE.

Diverses causes influent sur notre santé: l'atmosphère, le travail, la nourriture, le vêtement, l'habitation, etc.

Nous les examinerons successivement.

DE L'ATMOSPHÈRE.

L'air atmosphérique, que nous respirons sans cesse, se compose de deux gaz: l'oxigène et l'azote. Le premier est essentiellement propre à la respiration. Le voisinage des forêts est toujours sain parce que les feuilles absorbant une grande quantité d'azote, abandonnent à l'homme presque tout l'oxigène de l'air. De là le bien-être que nous ressentons dans une forêt, de là aussi l'état de force et de santé que nous remarquons dans les populations des pays boisés.

On évitera d'habiter des lieux rendus malsains par le voisinage d'eaux croupissantes, ceux où l'air se trouve vicié par la présence de miasmes putrides, de matières en décomposition, de gaz délétères, etc.

On se préservera de l'extrême froid et de l'extrême chaleur; l'un peut produire des engorgements, des inflammations, l'autre occasionne la fièvre cérébrale, l'apoplexie, les coups de sang. Il est très-dangereux de rester la tête découverte exposée aux rayons d'un soleil ardent.

On évitera les brusques changements de température, et pour cela on aura soin, au printemps et en automne, de conserver des vêtements chauds. On ne stationnera jamais dans les courants d'air, aux angles des rues, dans les corridors, etc.

Les personnes faibles de poitrine éviteront l'air vif et froid, le séjour des lieux élevés.

DU TRAVAIL.

Un travail modéré entretient les forces de l'homme; l'ouvrier, l'habitant des campagnes ont une constitution plus robuste que l'habitant des villes ou celui qu'un genre particulier d'occupations rend sédentaire.

Pour l'homme de bureau, pour celui qu'un travail d'esprit occupe une partie du jour, l'exercice est indispensable. Une promenade quotidienne d'une heure, à pied, paraît nécessaire pour conserver aux organes la force, la souplesse, l'activité dont ils ont besoin.

Un repos de sept heures est nécessaire pour réparer

les forces épuisées. Le sommeil doit être prolongé d'une heure pour les femmes et il doit être plus long encore pour les jeunes enfants.

L'ouvrier des champs dort peu en été, mais il supplée à cette insuffisance de repos par un sommeil d'environ deux heures après le repas de midi.

Ne remplacez pas le sommeil de nuit par le sommeil de jour, la santé la plus robuste ne résisterait pas longtemps à ce changement. « Levez-vous à 6 heures, couchez-vous à 10 et vous vivrez cent ans » dit un ancien adage; ce qui signifie que de la régularité des habitudes dans le lever et le coucher dépendent notre santé et la durée de notre vie.

DU RÉGIME ALIMENTAIRE.

L'alimentation doit être variée: exclusivement animale, elle serait échauffante; entièrement végétale, elle serait débilitante. Pour l'habitant des pays froids, pour l'ouvrier livré à un travail fatigant, la nourriture doit être plus substantielle et plus abondante que pour l'habitant des pays chauds ou l'homme voué à des occupations sédentaires et de bureau.

On choisira parmi les aliments animaux ou végétaux ceux dont la digestion s'opère plus facilement. A cet égard notre estomac sera notre guide.

Les viandes grillées ou rôties sont d'une digestion plus prompte que les viandes bouillies. Le bœuf, le mouton sont plus nourrissants que le veau, le poulet, etc.

Parmi les aliments végétaux, les plus nutritifs sont:

le riz, les haricots, les lentilles, les pois, les fèves. Les légumes, particulièrement ceux à enveloppe, devront être bien cuits. La purée est bien préférable aux légumes mêmes

Les mets seront toujours suffisamment épicés : les condiments ou assaisonnements sont les agents protecteurs de la digestion.

Ne mangez jamais sans appétit ni plus que votre appétit. Il vaudrait mieux quitter la table avec la faim que de trop charger son estomac.

Deux repas suffisent aux personnes qui n'ont pas d'occupations manuelles ou trop actives. L'heure de 10 pour le déjeûner et celle de 5 pour le dîner sont les plus convenables.

Dans les longs jours d'été, les ouvriers de la campagne font 4 repas. Un intervalle de 4 heures est nécessaire entre deux repas.

Le pot-au-feu est une excellente nourriture ; on en fera un usage fréquent. Choisir la meilleure qualité de bœuf ; ébullition pendant 6 heures au moins, avec ognon implanté de 3 clous de girofle, ail, poireaux, céleri, feuille de laurier, pincée de poivre, ognon brûlé, peu de carottes et de navets.

Le pain, contrairement à ce qui se pratique généralement dans les boulangeries, devra être bien cuit et de la veille. Autant que possible, manutentionnez le pain vous-même, vous y trouverez économie et qualité.

L'eau est la boisson naturelle de l'homme. Ne faites usage que des eaux de source ou de rivière ; les eaux calcaires ou de citerne sont malsaines.

Lorsque la chaleur oblige à se désaltérer, il faut boire à petites gorgées de l'eau mêlée de quelques gouttes de vinaigre, d'eau-de-vie ou de rhum. En cas de fatigue extrême, quelques gouttes d'eau-de-vie ou de rhum peuvent ranimer les forces et le courage.

Pris au repas, le vin étendu d'eau est une boisson agréable et excellente pour la santé. La bière est aussi une boisson tonique, nutritive et stimulante de la digestion.

Le cidre est inférieur aux boissons ci-dessus ; il est laxatif pour beaucoup de personnes et peut occasionner des maux d'estomac.

Les malades, les convalescents feront usage de vin de Bordeaux, vieux et de bonne qualité. Le vin de Bourgogne, plus riche en alcool, est excitant.

DES VÊTEMENTS.

Les vêtements ont pour but de protéger le corps contre les influences atmosphériques. Ils seront de laine en hiver, de toile ou de coton en été. Les chemises de coton sont préférables à celles de toile pour les personnes qui transpirent beaucoup parce que le coton, en absorbant la sueur, la laisse s'évaporer moins facilement que la toile, ce qui empêche les refroidissements, causes de rhumes et même de fluxions de poitrine.

On se gardera de quitter trop vite, au printemps, les habillements d'hiver.

Avant tout, que les vêtements soient assez amples pour ne gêner ni la circulation ni le jeu des organes de la respiration. L'usage des corsets trop serrés a des inconvénients. Combien de femmes ont sacrifié une santé florissante aux exigences de la mode, à de prétendus avantages physiques!

Les personnes qui transpirent facilement et qui ne peuvent changer de linge se trouveront très-bien de l'usage des gilets de flanelle. Une simple ceinture de cette étoffe autour du ventre prévient ou dissipe les maladies d'entrailles.

DES HABITATIONS.

L'habitation doit être placée dans des conditions favorables d'air et de lumière, en évitant l'humidité, le voisinage des mares, des dépôts de fumiers. L'exposition la plus saine est celle du Levant.

Les maisons devront être percées d'ouvertures sur deux faces; cette disposition est nécessaire pour la ventilation et pour l'action bienfaisante de la lumière. Les fenêtres seront ouvertes tous les jours. La hauteur des appartements devra être d'au moins trois mètres. Les cheminées resteront ouvertes pendant la nuit; l'air vicié s'échappera par le tuyau et sera incessamment remplacé par le courant qui s'établit par les fissures des portes et des fenêtres.

La chambre à coucher sera à l'étage, autant que possible. Il est dangereux d'y laisser la nuit des fleurs ou tout autre objet dégageant une odeur forte. La température des appartements ne doit pas dépasser 18 degrés.

Le feu de cheminée est préférable à celui du poële, il donne une chaleur moins forte et a l'avantage de renouveler plus complétement l'air par l'aspiration du tuyau. Si l'on se chauffe au moyen d'un poële, il faut placer dessus un vase plein d'eau dont l'évaporation corrigera la trop grande sécheresse de l'air et évitera les inconvénients qui en résultent.

Que la plus grande propreté règne dans vos appartements. Nettoyez partout, sous les meubles, dans les coins, mais sans répandre des seaux d'eau comme on le fait dans les pays du Nord : les rhumatismes, les névralgies, la perte des dents, les scrofules sont le résultat de cette déplorable habitude.

Nous ne saurions trop recommander aux Instituteurs d'aérer leurs classes, de les tenir dans un état constant de parfaite propreté. Ils comprendront qu'il n'y a pas là seulement obéissance à des prescriptions règlementaires et hygiéniques, mais encore l'exemple à donner à leurs élèves.

PROPRETÉ DU CORPS. — BAINS.

La propreté est à la santé ce qu'un air pur est à la vie. La transpiration amène à la surface du corps une matière visqueuse qui, mêlée à la poussière, y forme comme une croûte dont la peau doit être débarrassée par de fréquents lavages. Si l'on négligeait ces soins il en résulterait des démangeaisons, des boutons, des dartres ; la transpiration serait arrêtée, ce qui pourrait donner lieu à des maladies graves.

Quelques personnes ont l'habitude, en toute saison, de se laver tout le corps à l'eau froide au sortir du lit et elles se louent des bons effets de ces lotions. J'ai moi-même mis cet usage en pratique et je m'en suis bien trouvé.

Après ces lotions on aura soin de s'essuyer et de se frictionner légèrement; si après s'être habillé on éprouvait une sensation de froid, il faudrait marcher dans sa chambre jusqu'à ce qu'elle soit dissipée, dix ou quinze minutes environ.

Les bains ne sont pas moins nécessaires à la santé qu'à la propreté. Le bain doit être pris tiède, hors le cas de maladie où le médecin en aurait autrement ordonné.

Les bains de rivière sont plus fortifiants que les bains tièdes, on prendra donc des bains froids tant que la température le permettra, le matin autant que possible. Il faut bien se garder de se mettre à l'eau en sueur ou avant que la digestion soit complétement terminée. Mettre un intervalle d'au moins trois heures entre le repas et le bain.

SOINS A DONNER AUX ASPHYXIÉS.

L'asphyxie a lieu par immersion, par inspiration de gaz délétères, par le froid, par une chaleur excessive, etc.

1° *Asphyxie par immersion.*

On commencera par débarrasser au plus vite le noyé de ses vêtements, on l'enveloppera de couvertures chaudes et on le placera dans une position un peu inclinée, la tête plus élevée que les pieds, et un peu tourné sur le côté droit. On pratiquera ensuite des frictions avec de la laine sur le creux de l'estomac, sur les côtes, pour rétablir la respiration; on chatouillera les narines au moyen de la barbe d'une plume. Insufflation d'air dans les narines ou la bouche. Ne pas se décourager, car on a de nombreux exemples de noyés rappelés à la vie après plusieurs heures de soins.

2° *Asphyxie par les gaz.*

Porter le malade au grand air et agir comme ci-dessus. Frictions avec de la laine imbibée d'eau-de-vie camphrée ou naturelle, ou d'eau de cologne.

3° *Asphyxie par strangulation.*

Débarrasser au plus vite le pendu de la corde et de ses vêtements, placer le corps sans secousses sur un lit dans la position indiquée plus haut, frictions sur tout le corps. Placer sous le nez du malade un flacon de vinaigre, pressions de la main alternativement sur la poitrine et sur le ventre pour rappeler la respiration. Si ce moyen ne réussit pas au bout de quelques secondes, insuffler de l'air de bouche à bouche en continuant les compressions de la main aux parties indiquées.

Le malade revenu à lui, on lui fera prendre, dans ce cas comme dans celui d'asphyxie par submersion, quelques cuillerées d'eau-de-vie et d'eau (*parties égales*).

On croit de voir rappeler que lorsqu'on découvre un pendu, on doit se hâter de couper la corde, sans attendre l'arrivée de l'autorité, contrairement à un préjugé populaire encore trop commun.

4° *Asphyxie par le froid.*

Réchauffer lentement le malade par des frictions avec de la neige, puis avec de la flanelle imbibée d'eau froide, enfin frictions sèches. Le coucher dans un lit bien chaud, administrer une boisson tonique telle que le thé, à laquelle on ajoutera un peu d'eau-de-vie ou de rhum. Eviter d'approcher le madade du feu.

5° *Asphyxie par la chaleur.*

Coucher le malade sur le dos et lui projeter de l'eau froide sur la poitrine et sur le ventre, appliquer sur la tête des linges imbibés d'eau vinaigrée. Frictions, exciter la respiration en chatouillant les narines.

6° *Asphyxie des nouveau-nés.*

Mêmes soins que pour les pendus. Frictions à la flanelle légèrement imbibée de vin. L'insufflation par la bouche doit se faire avec beaucoup de précautions à cause de la faiblesse des tissus pulmonaires. Bains tièdes additionnés d'un peu de vin.

BRULURES, COUPURES, ENTORSES, CHUTES.

Dans le cas de brûlure, immerger la partie atteinte dans l'eau froide qu'on renouvellera jusqu'à ce que le malade soit complétement soulagé, ce qui a lieu promptement.

Même moyen pour les entorses, plaies ouvertes ou contuses, écrasement de main, coupure légère. S'en tenir rigoureusement à ce moyen et se garder d'employer des matières irritantes ou des onguents de bonne femme, dont le moindre inconvénient est de retarder la guérison s'ils ne l'empêchent pas. De l'eau, toujours de l'eau; si un autre moyen doit être employé, c'est au médecin à le prescrire.

En cas d'évanouissement par suite de chute, relever le malade avec précaution, le coucher sur un lit ou même par terre, lui jeter de l'eau froide au visage, frictionner la paume des mains avec un linge imbibé d'eau-de-vie ou simplement de vinaigre. Quand il sera revenu à lui on lui fera prendre quelques gorgées d'eau froide.

MORSURE DE LA VIPÈRE. — PIQURE D'INSECTES VENIMEUX.

Lorsqu'on est mordu par une vipère (ce reptile n'existe guère, en France, que dans le midi et le centre) il faut presser la plaie pour la faire saigner. Il n'y a aucun danger à la sucer en crachant le sang, après toutefois s'être rincé la bouche avec du vinaigre afin de s'assurer qu'il n'y a aucune écorchure et que les gencives ne saignent pas. Ensuite brûler la plaie avec de l'ammoniaque ou un acide. Faire boire au blessé, d'heure en heure, une cuillerée de potion ammoniacale.

Si la piqûre d'un insecte quelconque présente des symptômes alarmants, ce qui a lieu après la succion d'un animal mort du charbon ou en état de putréfaction, le moyen le plus sûr est de cautériser la plaie au moyen du fer rouge. Quand la piqûre n'a rien d'inquiétant, il suffit de la laver de quelques gouttes d'ammoniaque étendue d'eau de cologne.

C'est ici le cas de recommander l'enfouissement immédiat des animaux morts. La déplorable négligence des habitants de la campagne, à cet égard, cause journellement de graves accidents qui peuvent amener promptement la mort.

HYDROPHOBIE.

Sucer la plaie après avoir pris les mêmes précautions que pour la piqûre de la vipère, puis cautériser au fer chauffé à blanc.

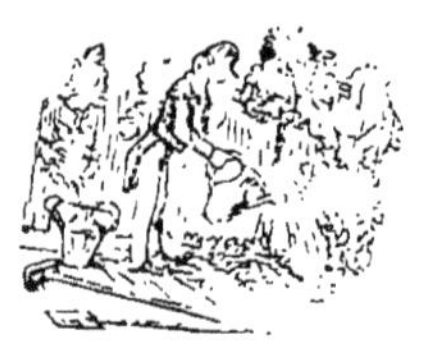

PLANTES INDIGÈNES

Classées d'après leurs propriétés médicinales.

I. TEMPÉRANTS.

On appelle ainsi les remèdes qui calment l'irritation et particulièrement ceux qui modèrent l'activité de la circulation.

CHIENDENT.

Cette plante est très-connue et croît partout.

Sa racine s'emploie en décoction, mais il faut avoir soin de la broyer. Elle est aussi émolliente et diurétique (*qui fait uriner*).

CERISES. — ÉPINE-VINETTE. — FRAMBOISES. GROSEILLES. — ORANGES. — RAISINS.

Pris comme aliments, tous ces fruits ont des propriétés adoucissantes.

On prépare avec les baies de l'Epine-vinette et du Groseiller rouge ou blanc une limonade agréable, ra-

fraîchissante et peu coûteuse. Les fruits de l'Epine-vinette séchés pour l'hiver, conservent leurs propriétés.

II. ÉMOLLIENTS.

Les Emollients sont des remèdes qui ont la propriété d'amollir, d'adoucir les organes atteints d'irritation ou d'inflammation.

CAROTTE.

La semence est carminative (*qui chasse les vents*) et diurétique.

La racine est émolliente et employée avec succès dans l'aphonie (*extinction de voix*), la toux opiniâtre, le rhume et l'asthme.

On fait pour cela cuire dans l'eau trois carottes rouges pendant un quart-d'heure, on les râpe, on en tord les pulpes dans un linge, on ajoute deux verres d'eau par verre de suc extrait et l'on prend le tout en trois ou six fois pendant la journée.

CHIENDENT.

VOYEZ *les Tempérants.*

RÉGLISSE.

La racine broyée s'emploie en décoction.

BOUILLON-BLANC.

Le Bouillon-blanc croît dans les terrains pierreux, sur le bords des chemins et dans les décombres.

C'est le plus adoucissant et le plus usité des émollients

On emploie les feuilles et les fleurs,

à l'intérieur, en tisanne, en en infusant 10 à 30 gr. par litre d'eau ou en en macérant (*faisant séjourner dans un liquide*) 8 à 15 gr. par litre d'eau ; mais il faut ensuite passer le tout à travers un linge fin afin d'en retirer les poils qui causeraient de l'irritation ;

à l'extérieur, dans une décoction de 30 à 60 gr. par litre d'eau pour lotions (*action de laver*) ou fomentation (*application sur la partie malade*).

Pour cataplasmes on emploie les feuilles en quantité suffisante.

Cette plante est salutaire dans les inflammations gastro-intestinales, le catarrhe pulmonaire, la toux, le crachement de sang et la phthisie.

GUIMAUVE.

Elle croît dans les lieux frais et humides et se cultive dans les jardins.

On recommande les fleurs, les feuilles et la racine contre la toux, les catarrhes, l'angine, la gastrite et les irritations produites par la présence de corps étrangers,

à l'intérieur, en boisson que l'on prépare en faisant infuser ou bouillir 8 à 30 gr. de racines, de feuilles ou de fleurs par litre d'eau : on lave la racine, on en ôte la pellicule et on prend le liquide à une température douce ;

à l'extérieur, par fomentations, lotions, lavements, gargarismes et bains locaux : on fait pour cet effet une décoction de feuilles et de racines.

MAUVE.

Cette plante est répandue partout dans les campagnes.

On s'en sert comme de la guimauve et dans les mêmes cas,

à l'intérieur, comme boisson, par infusion ou décoction légère des fleurs, à raison de 10 à 15 gr. par litre d'eau; ou bien encore, par infusion ou décoction légère des feuilles, ou des racines à raison de 15 à 30 gr. par litre d'eau.

à l'extérieur, pour fomentations, lotions, etc. (*voir guimauve*), dans une décoction plus ou moins forte.

On prépare aussi des cataplasmes avec la pulpe.

VIOLETTE ODORANTE.

La Violette odorante est connue de tout le monde; elle croît dans les bois, le long des haies et dans les lieux un peu couverts.

Les fleurs sont émollientes et pectorales; on en fait des infusions; 2 à 10 gr. suffisent pour un litre d'eau, contre les bronchites aiguës, les catarrhes chroniques et l'angine.

PLANTAIN.

Le Plantain est fort connu; on le trouve partout sur le bord des routes, dans les pâtures et dans les lieux incultes.

On se sert des feuilles pour éteindre l'inflammation des plaies; l'eau distillée de plantain est excellente pour les maux d'yeux.

III. NARCOTIQUES.

On appelle de ce nom les plantes qui ont la propriété d'engourdir et de porter au sommeil; mais il faut pour cela qu'elles soient employées à haute dose. A faible dose les Narcotiques apaisent et calment les douleurs.

ACONIT.

Il se cultive dans les jardins à cause de la beauté de ses fleurs.

On l'emploie dans les rhumatismes chroniques, les névralgies (*douleurs de nerfs*), la goutte, les affections dartreuses et les paralysies. On se sert de la racine et des fleurs.

L'aconit étant un poison violent, il convient de n'en faire usage que d'après l'ordonnance du médecin.

BELLADONE.

Cette plante naît sur les montagnes, dans les fossés ombragés, le long des haies, dans les taillis, etc. Elle est cultivée dans les jardins, mais il est à craindre que les enfants ne mangent les baies dont le goût n'a rien de désagréable bien qu'elles soient très-dangereuses.

La racine, les feuilles et les fruits sont usités; ils servent,

à l'intérieur, en infusion où il entre 40 à 60 centig. par 150 gr. d'eau bouillante, dont on prend 30 à 50 gr. par jour contre les névralgies, la coqueluche, la toux convulsive, le croup et l'asthme;

à l'extérieur, également en infusion, dans la proportion de 4 à 15 gr. par litre d'eau, contre les inflammations aiguës de la peau et le rhumatisme : dans ce cas, on procède par lotions, fomentations et bains.

Pour lavements, on met 50 à 60 gr. de feuilles ou de racines par 200 grammes d'eau.

La Belladone, comme remède, agit sur le système nerveux et ne doit s'employer qu'avec ménagement surtout à l'intérieur, car, à trop forte dose, elle produirait l'empoisonnement.

DIGITALE POURPRÉE.

Elle se trouve dans les bois, le long des chemins, dans les terrains sablonneux et élevés. On la cultive aussi dans les jardins.

On se sert des fleurs et des feuilles, mais principalement des feuilles parce qu'elles paraissent contenir plus particulièrement les propriétés de la plante.

L'extrait de digitale, administré à la faible dose de 2 à 5 milligr., en 24 heures, est utilement employé dans le traitement des fièvres intermittentes et surtout des affections de cœur. Les tisanes préparées avec cette plante ont la précieuse propriété de ralentir, de régulariser les battements du cœur et d'en diminuer l'intensité ; elles exercent une action stimulante sur les organes digestifs, sur le système nerveux et sur les divers organes sécréteurs.

Comme diurétique, on en fait usage,

à l'intérieur, en infusant 1 à 4 gr. de feuilles dans un litre d'eau bouillante. On fait également infuser les feuilles dans la proportion de 4 à 12 grammes par litre d'eau comme contro-stimulant.

Mais l'emploi des médicaments tirés de cette plante pouvant présenter des dangers en raison de ses propriétés toxiques (*de poison*), la prudence exige de n'y avoir recours qu'après avis du médecin.

LAITUE VIREUSE.

Cette plante croît dans les lieux incultes, les décombres et sur le bord des champs.

Elle est très-calmante, diurétique et un peu laxative (*qui lâche le ventre*) ; elle présente des propriétés bienfaisantes contre les maladies nerveuses.

La laitue cultivée jouit de propriétés analogues, mais à un degré beaucoup plus faible que la laitue vireuse. Celle-ci s'administre,

à l'intérieur, en tisane, dans la proportion de 20 à 60 gr. de suc par litre d'eau ;

à l'extérieur, en décoction, pour fomentations ou cataplasmes.

IV. ASTRINGENTS.

On désigne sous ce nom les médicaments dont la pro-

priété est de resserrer les tissus. On les emploie pour arrêter les hémorrhagies, résoudre les inflammations superficielles, provoquer la cicatrisation des plaies, etc.

BENOITE.

Elle se trouve communément dans les bois, le long des chemins, dans les lieux ombragés.

Sa racine seule est usitée,

à l'intérieur, en infusion ou décoction, 30 à 60 gr. par litre d'eau, contre les catarrhes, la dyssenterie et quelques fièvres intermittentes.

COGNASSIER.

Les fruits de cet arbre (*coings*) cultivé partout sont astringents et conviennent dans les diarrhées, les dyssenteries, les flux hémorrhoïdaux et la faiblesse des organes digestifs.

On emploie,

à l'intérieur, le suc étendu d'une semblable quantité d'eau pour boisson, ou réduit en sirop;

à l'extérieur, la décoction de la pulpe pour cataplasmes, ou la décoction de la semence pour fomentations, lotions, injections.

GRANDE-CONSOUDE.

Cette plante vient dans les prés humides et le long des fossés.

On lui reconnaît des propriétés si efficaces contre les plaies et les blessures qu'on l'a surnommée *herbe vulnéraire, herbe à la coupure;* on s'en sert aussi avec succès contre les hémorrhagies.

LIS.

Cette fleur se trouve communément dans les jardins. On distingue trois variétés principales : le lis pourpre gris, le lis orange et le lis blanc.

Bien que cette plante ne soit guère reconnue comme médicinale, il est cependant avéré que les fleurs du lis blanc macérées dans l'eau-de-vie sont fort bonnes pour les coupures et les écorchures.

RONCE.

Arbrisseau très-commun dans les haies et connu de tout le monde.

Les fleurs et les fruits sont usités : on fait une décoction de feuilles pour gargarismes dans les maux de gorge et l'engorgement des gencives ou pour boisson, dans la diarrhée et la dyssenterie.

Les fruits (même sauvages) sont rafraîchissants.

V. TONIQUES.

Les Toniques agissent en modifiant la nature du sang, et, comme les astringents, ils ont la propriété de resserrer les tissus; mais leur action est générale, tandis que celle des premiers n'a lieu que sur les parties où ils sont appliqués.

On les nomme **Dépuratifs** *quand ils sont considérés*

comme purifiant le sang de divers principes, causes de maladies; **Antiscorbutiques** *quand ils sont employés contre le scorbut; et* **Fébrifuges** *quand ils déterminent la cessation des fièvres réglées.*

AUNÉE.

L'aunée est une plante vivace qui croît dans les prairies, sur le bord des ruisseaux et des rivières.

La racine, usitée en médecine, est tonique et excitante. Elle est utile dans les cas de débilité générale, de faiblesse des organes digestifs, de catarrhes vésicaux et pulmonaires chroniques, de diarrhée séreuse, etc. On en fait usage,

à l'intérieur, en mettant infuser ou bouillir 15 à 30 gr. de racines dans un litre d'eau que l'on prend comme boisson;

à l'extérieur, en décoction concentrée, pour lotions et fomentations contre la gale et les dartres.

On peut infuser la racine dans le vin ou même dans la bière.

Une décoction de 220 gr. mélangée de 30 gr. de suc d'ognon et d'une quantité suffisante de miel, forme une potion expectorante très-efficace, dans le catarrhe pulmonaire à son période d'atonie et dans les bronchorrées (*mal de gorge*) qu'elle guérit promptement.

BARDANE.

Cette plante croît le long des chemins, sur les terrains incultes et dans le voisinage des marais.

On emploie la racine et les fleurs,

à l'extérieur, en faisant bouillir des feuilles pour cataplasmes ou pour lavements.

La racine est dépurative, diurétique et sudorifique. On la recommande dans les affections rhumatismales, la goutte, le catarrhe pulmonaire, les dartres squammeuses (*écailleuses*), et furfuracées (*qui ressemble au son*). Les feuilles jouissent à peu près des mêmes propriétés.

CHICORÉE SAUVAGE.

La chicorée sauvage est très-commune et très-connue.

On prépare avec la racine et les feuilles une boisson à la fois tonique et fébrifuge, en faisant bouillir 30 à 60 gr. de racines ou 6 à 12 gr. de feuilles dans un litre d'eau.

FUMETERRE.

La fumeterre est très-commune; on la rencontre principalement dans les jardins et dans les terres cultivées.

Elle est tonique, dépurative et vermifuge. Son amertume augmente encore par la dessiccation.

L'herbe sert dans la débilité des voies digestives, l'ictère (*jaunisse*), les engorgements des viscères abdominaux, les affections cutanées, scorbutiques ou scrofuleuses et les dartres,

à l'intérieur, en en faisant bouillir ou infuser 30 à 60 gr, par litre d'eau;

à l'extérieur, en la faisant bouillir pour l'employer en cataplasmes ou pour utiliser le liquide en lotions ou fumigations.

HOUBLON.

Il vient dans les haies et il est cultivé pour la fabrication de la bière.

C'est un excellent tonique et un bon fébrifuge contre les fièvres d'automne. Il faut pour cela faire infuser ou bouillir les cônes (*fleurs*) dans l'eau à laquelle on peut ajouter du vin et qu'on prend en boisson. La décoction des cônes prise en lavements est aussi vermifuge.

HOUX.

Cet arbrisseau croît dans les bois, dans les haies, on le rencontre partout.

Il possède des propriétés toniques et diurétiques; 30 à 60 grammes de ses feuilles fraîches ou sèches bouillies dans un litre d'eau donnent des résultats bienfaisants.

Les baies sont vomitives et purgatives; 10 à 12 grammes macérés pendant 12 heures suffisent à une purgation.

PULMONAIRE-OFFICINALE.

Cultivée dans les jardins; on la trouve dans les bois, dans les lieux couverts.

Employée dans le catarrhe pulmonaire, la phthisie. Infusion des feuilles 50 à 100 grammes par litre d'eau.

Les paysans l'emploient avec succès contre les maladies de poitrine; ils composent un breuvage formé de cette plante, de choux-rouges, de quelques ognons blancs, de mou-de-veau et de sucre candi..

SAULE.

Cet arbre est très-commun et très-connu.

L'écorce est un tonique énergique et un peu astringent. Elle possède aussi des propriétés fébrifuges bien constatées, et elle peut être substituée au quinquina, excepté pour les fièvres pernicieuses.

On l'administre dans une décoction où l'on met 30 à 60 gr. par litre d'eau.

VI. STIMULANTS GÉNÉRAUX.

Ils agissent comme les toniques en ce qu'ils excitent le jeu des diverses fonctions; mais la plupart en diffèrent en ce qu'ils stimulent la circulation, moins en modifiant la nature du sang, qu'en agissant sur le système nerveux. Plusieurs pourraient être classés parmi les toniques proprement dits. Quelques-uns sont remarquables par leur odeur pénétrante et aromatique.

ABSYNTHE.

L'absynthe est une plante qui croît dans les pays froids; elle est cultivée dans les jardins.

Elle est stimulante, tonique et salutaire dans les affections atoniques du canal digestif, dans les fièvres intermittentes; employée comme anthelmintique (*contre les vers*).

L'infusion se fait dans la proportion de 10 à 50 gr. de fleurs par litre d'eau.

L'absynthe marine est très-employée comme anthelmintique. On prépare pour cela une décoction de 4 gr. de sommités sur 100 grammes d'eau (1/10 de litre) que l'on adoucit avec le sucre et que l'on prend à jeun, plusieurs jours de suite.

AIL.

L'ail est suffisamment connu.

On ne fait usage que de la bulbe. C'est un excitant énergique, qui facilite la digestion, augmente l'appétit et excite les organes urinaires et pulmonaires. On l'emploie dans les fièvres intermittentes, l'hydropisie, le catarrhe chronique, l'asthme humide, les affections vermineuses, comme préservatif contre le mauvais air et pendant les épidémies.

Dans les décoctions, on met 8 à 20 gr. de bulbe dans un litre d'eau ou de lait.

Il est à remarquer que les paysans qui ont l'habitude de manger de l'ail sont rarement atteints de fièvres intermittentes occasionnées par le voisinage des lieux aquatiques.

ANGÉLIQUE.

On la cultive dans les jardins.

Cete plante est tonique, excitante et sudorifique. Elle est très-utile dans l'atonie générale, dans celle des organes digestifs et dans les vomissements spasmodiques; mais les propriétés de la racine sont plus prononcées que celles des autres parties.

On l'administre comme boisson dans une infusion où l'on met 10 à 30 gr. de racines par litre d'eau.

ARUM.

L'arum se trouve très-communément dans les lieux humides, le long des haies, dans les bois et sur le bord des chemins.

On se sert des feuilles et de la racine qui a poussé dans l'année. On en use dans les pneumonies chroniques, l'asthme humide et sur la fin de la coqueluche. On fait pour cela de la tisane d'orge à laquelle on ajoute par litre 2 à 3 gr. de racine en poudre.

AUNÉE.

VOYEZ *les Toniques*.

CAMOMILLE ROMAINE.

La camomille est très-commune dans les climats chauds et tempérés; elle croît dans les endroits secs et sablonneux et le long des grandes routes; on la cultive dans les jardins.

Les fleurs de la camomille puante ou camomille sauvage, qu'on trouve abondamment dans les champs incultes, peuvent être substituées à celles de la camomille romaine.

Les fleurs de la camomille sont stimulantes, toniques et anthelmintiques; elles conviennent dans les langueurs d'estomac, le défaut d'appétit, les digestions difficiles, les coliques venteuses, la diarrhée et les fièvres bilieuses.

La décoction est particulièrement tonique et l'infusion excitante et antispasmodique,

Pour s'en servir,

à l'intérieur, comme boisson, on fait bouillir ou infuser 5 à 15 gr. de fleurs par litre d'eau;

à l'extérieur, on infuse également les fleurs dont on fait des cataplasmes et le liquide est employé en lotions, fomentations ou lavements.

CRESSON.

Le cresson vient dans les eaux courantes des petits ruisseaux et dans les fontaines.

Il est antiscorbutique, diurétique et expectorant. Il augmente les forces digestives et convient dans la débilité de l'estomac, le catarrhe pulmonaire, le scorbut et la phthisie.

On le mange en salade; mais dans tous les cas, il ne doit s'employer que lorsqu'il n'y a ni fièvre ni irritation.

Le suc de cette plante encore fraîche est plus bienfaisant que l'infusion; on obtient une potion salutaire en mélangeant 60 à 120 gr. de ce suc à une quantité égale de lait. La mastication des feuilles vertes raffermit les gencives.

LAVANDE.

La lavande est cultivée dans nos jardins.

Son odeur est très-agréable et aromatique.

Les sommités sont efficaces comme stimulants et toniques, dans les affections nerveuses, atoniques, la débilité des organes digestifs, les catarrhes chroniques avec expectoration, l'asthme humide et les rhumatismes anciens.

Mais on doit s'en abstenir dans tous les cas où il y a chaleur, sécheresse, fièvre, irritabilité vive, congestion vers la tête.

On prépare des boissons avec cette plante en infusant 6 à 12 gr. de sommités dans un litre d'eau. La même infusion sert également pour lotions, fomentations ou fumigations (*bains de vapeur*).

MENTHE POIVRÉE.

Elle se cultive dans nos jardins.

Elle offre à peu près les mêmes propriétés que les plantes précédentes et s'emploie,

à l'intérieur, en infusant, à vase clos, 4 à 8 gr. de feuilles sèches dans un litre d'eau dont on prend ensuite une petite tasse de temps en temps.

à l'extérieur, contre la gale, en lavant les articulations et les endroits où la gale se propage avec une infusion très-chargée à vase clos. Ce traitement doit durer 15 jours et il se répète deux fois par jour.

ROMARIN.

On le cultive dans les jardins.

Il est aromatique et stimulant et agit avec énergie sur le système nerveux; mais on ne fait usage que des feuilles et des sommités. Il est surtout recommandé dans la paralysie, l'asthme et les catarrhes chroniques, *à l'intérieur*, comme boisson, en infusions théiformes de 5 à 60 gr. par litre d'eau.

à l'extérieur, en infusions de 15 à 60 gr. par litre d'eau pour lotions, bains, gargarismes, fomentations ou fumigations.

SAUGE.

Il existe plusieurs espèces de sauge. On la cultive dans les jardins et on la rencontre aussi dans les bois, dans les prés et le long des chemins.

Cette plante est aromatique et excitante. On fait usage des fleurs et des feuilles, contre la paralysie, les vertiges, les tremblements des membres, la goutte atonique, les rhumatismes chroniques, les fièvres typhoïdes, la toux avec expectoration et l'hydropisie,

à l'intérieur, en boisson, dans une infusion théiforme de 25 à 50 gr. par litre d'eau;

à l'extérieur, en infusant 15 à 60 gr. de fleurs et de feuilles par litre d'eau pour lotions, fomentations ou fumigations.

L'infusion théiforme est un préservatif des fièvres.

NOTA. *Indépendamment des stimulants, il en est qui agissent sur un organe particulier, tels sont :*

VII. VOMITIFS.

Les vomitifs provoquent la contraction du diaphragme et de l'estomac et par suite l'expulsion des matières qui y sont contenues.

VIOLETTE.

VOYEZ *aux émollients.*

La racine est vomitive. Elle s'emploie en décoction à la dose de 12 gr. pour 130 gr. d'eau que l'on réduit à moitié par l'ébullition.

VIII. PURGATIFS.

Les purgatifs se divisent en trois classes, savoir :

§ 1. LES MINORATIFS OU LAXATIFS.

Ils déterminent la purgation sans irriter le tube digestif.

L'huile d'amandes douces et le bouillon aux herbes où figurent la laitue, l'oseille, le cerfeuil, la bette, etc., sont excellents pour cet effet.

MERCURIALE.

La mercuriale se trouve dans les jardins, dans les lieux cultivés, dans les terrains pierreux et parmi les décombres.

Mais il faut se garder de confondre la mercuriale annuelle avec la mercuriale vivace. La première seule est usitée et encore ne doit-on l'administrer qu'aux grandes personnes et fraîchement cueillie ; car elle perd toute son activité par la dessiccation.

On s'en sert,

à l'intérieur, comme boisson, en faisant bouillir 20 à 30 gr. de feuilles dans 1/2 litre d'eau ;

à l'extérieur, par décoction, pour fomentations, lotions et lavements.

§ II. LES CATHARTIQUES.

Ils sont plus actifs que les précédents.

GRATIOLE.

La gratiole vient dans les lieux humides, au bord des ruisseaux, sur les chaussées des étangs et des moulins.

C'est un purgatif énergique qui peut être utile contre le rhumatisme chronique, la goutte, etc. Il s'administre,

à l'intérieur, dans une décoction ou une infusion de feuilles à la dose de 4 à 12 gr. pour 120 gr. d'eau ou de vin.

La racine est également usitée.

FEUILLES DE NOYER.

Cet Arbre est suffisamment connu.

On utilise en médecine l'écorce, les feuilles, les fleurs et le brou

L'extrait du brou à la dose de 2 à 8 gr. est purgatif et anthelmintique.

Les feuilles produisent des effets certains contre les affections scrofuleuses, sur les ulcères et les plaies purulentes. On en prépare des cataplasmes ou des tisanes.

Pour cataplasmes, on fait cuire 15 à 20 gr. de feuilles sèches dans un litre d'eau;

Pour tisane, on fait infuser également 15 à 20 gr. de feuilles sèches ou fraîches par litre d'eau dont on boit ensuite 2 à 5 tasses par jour. Ce dernier traitement doit durer quelques temps; il faut 20 à 50 jours pour que les effets en soient sensibles.

NERPRUM.

Arbrisseau très-commun dans les bois taillis et dans les haies.

On n'emploie que les baies qui sont un purgatif énergique, à la fois commode et sûr. Il est recommandé dans les hydropisies et comme pouvant déplacer certaines affections éloignées telles que l'apoplexie, la congestion cérébrale et la paralysie.

On fait pour cela bouillir 40 à 60 gr. de baies fraîches ou sèches par litre d'eau que l'on édulcore avec un peu de miel.

§ III. LES DRASTIQUES.

Ces purgatifs agissent violemment en irritant la membrane muqueuse du tube digestif.

BRYONE.

C'est une plante vivace qui vient principalement dans les haies.

On se sert de la racine qui, prise à forte dose, devient un drastique puissant, un irritant énergique

La décoction de cette plante se compose de 15 à 30 gr. de racine par litre d'eau.

Pour conserver à la racine ses propriétés, en lui enlevant son âcreté, il faut l'arracher en automne, la couper en rouelles minces et les faire sécher à l'ombre en les enfilant en forme de chapelet et en ayant soin qu'elles ne se touchent pas.

IX. DIURÉTIQUES

OU STIMULANTS DES GLANDES URINAIRES.

ASPERGE.

L'asperge est un légume cultivé dans les jardins.

On cultive la racine et les jeunes pousses

Les racines et les pousses, diurétiques et apéritives, sont bienfaisantes dans l'hydropisie, les obstructions abdominales, la jaunisse (*ictère*), les maladies des voies urinaires, l'hypertrophie et les palpitations du cœur; mais la racine est plus efficace que les pointes.

On fait des décoctions de la racine à la dose de 35 à 60 gr. par litre d'eau.

On prépare encore avec cette plante un sirop dit sirop d'asperges, à la proportion de 30 à 100 gr. dans une semblable quantité d'eau et il se prend seul ou en potion.

CHIENDENT.

VOYEZ *aux Tempérants*.

DIGITALE.

(A faible dose) VOYEZ *les Narcotiques*.

FRAISIER.

Le fraisier est connu de tout le monde.

Les racines et les feuilles sont diurétiques et astringentes. Elles sont efficaces contre les affections des voies urinaires.

On en fait des tisanes en mettant bouillir 30 à 60 gr. de racines ou de feuilles par litre d'eau.

PERSIL.

Le persil est une plante potagère.

On le prend en boisson dans une décoction où il entre 15 à 60 gr. de sa racine par litre d'eau.

La semence est carminative et les feuilles broyées, employées en cataplasmes sont résolutives des contusions.

X. SUDORIFIQUES.

CES STIMULANTS PROVOQUENT LA SUEUR.

BOURRACHE.

La bourrache est une plante annuelle cultivée dans nos jardins.

On tire parti de ses feuilles et de ses fleurs.

Elles sont émollientes, légèrement sudorifiques et particulièrement bienfaisantes dans le catarrhe, la pneumonie, les affections inflammatoires et les éruptions telles que la rougeole, le variole, la scarlatine et la fièvre miliaire.

On s'en sert,

à l'intérieur, en infusion ou en décoction de 30 à 60 gr. par litre d'eau;

à l'extérieur, en décoction de 30 à 100 gr. par litre d'eau pour fomentations ou fumigations.

CAMOMILLE.

VOYEZ *aux Stimulants généraux*.

SUREAU.

On fait de cette plante des infusions avec les fleurs sèches, à la dose de 2 à 10 gr. par litre d'eau.

TILLEUL.

Le tilleul est connu partout.

On emploie les fleurs comme calmant et sudorifique. Il suffit pour cela d'infuser 3 à 10 gr. par litre d'eau; seulement, il serait bon d'enlever, avant l'infusion, les petites feuilles ou bractées qui restent avec la fleur.

XI. EXPECTORANTS.

OU STIMULANTS DE L'APPAREIL BRONCHIQUE ET PULMONAIRE.

BOUILLON-BLANC.

VOYEZ *aux Émollients*.

On prépare par l'ébullition des fleurs une tisane salutaire dans les affections de poitrine.

GUIMAUVE.

VOYEZ *aux Émollients*.

La décoction des fleurs de cette plante calme la toux et le catarrhe.

MAUVE.

Voyez *aux Émollients*.

Les propriétés sont les mêmes.

LIERRE TERRESTRE.

Le lierre est très-commun ; il pousse dans les fossés humides, le long des haies, dans les lieux pierreux et ombragés

Il s'emploie avec succès dans les bronchites, et les affections catarrhales et pulmonaires,

à l'intérieur, comme boisson, en infusant des feuilles ou toute la plante à la dose de 10 à 25 gr. par litre d'eau.

VIOLETTE ADORANTE.

Voyez *aux Émollients*.

La violette est bonne contre les bronchites aiguës, les catarrhes chroniques et l'angine.

Elle s'administre,

à l'intérieur, comme boisson, en infusant 2 à 10 gr. de fleurs dans un litre d'eau.

La décoction de la racine, à la dose de 12 à 15 gr. pour 200 gr. d'eau, édulcorée, offre un purgatif doux et surtout convenable pour les enfants.

XII. STIMULANTS

DE L'APPAREIL CIRCULATOIRE.

DIGITALE POURPRÉE.

Voyez *aux Narcortiques*.

XIII. ANTISPASMODIQUES

OU STIMULANTS DU SYSTÈME NERVEUX. CE SONT DES REMÈDES CONTRE LES SPASMES ET LES CONVULSIONS.

ORANGER.

Les feuilles, les fleurs, les fruits et l'écorce de cette arbrisseau jouissent de propriétés médicinales: ils sont antispasmodiques, toniques, stomachiques, fébrifuges, vermifuges et sudorifiques, bienfaisants dans la débilité des organes digestifs, les maladies nerveuses et convulsives, l'hystérie, les toux spasmodiques et les palpitations.

Les feuilles, les fleurs et l'écorce s'infusent à raison de 1 à 8 gr. par 1/2 litre d'eau. On fait encore des décoctions en mettant 120 gr. de feuilles dans 600 gr. d'eau et un peu de vin et que l'on adoucit avec le sucre.

L'orangeade ou l'infusion d'oranges est une boisson bienfaisante, usitée dans les fièvres inflammatoires, bilieuses ou typhoïdes. On coupe pour cela une ou deux oranges par tranches dans un litre d'eau.

PIVOINE.

On la trouve dans les prairies et les bois montueux du midi et du centre de la France, on la cultive dans les jardins.

La racine que l'on emploie généralement est antispasmodique et un peu narcotique. Elle est recommandée contre les convulsions, l'épilepsie, la toux nerveuse et la coqueluche.

On prépare pour l'administrer,

à l'intérieur, une décoction ou une infusion de la racine dans la proportion de 30 à 60 gr. par litre d'eau.

Quand on veut la conserver, on la récolte en automne et on la fait sécher au soleil ou à l'étuve.

TILLEUL.

Les fleurs du tilleul sont antispasmodiques. On les ordonne souvent dans les affections nerveuses, l'hystérie, la migraine, les indigestions et dans ce dernier cas, elles sont préférables au thé.

On les fait infuser à la dose de 3 à 10 gr. par litre d'eau. (*Voyez sudorifiques*).

On fait aussi bouillir ou infuser de l'écorce, des feuilles ou des fleurs de tilleul pour bains, fomentations ou lotions.

XIV. ANTISCROFULEUX ET ANTISCORBUTIQUES

OU REMÈDES CONTRE LES SCROFULES ET LE SCORBUT.

ACONIT.

VOYEZ *aux Narcotiques*.

COCHLÉARIA.

Cette plante est cultivée dans les jardins.

Elle sert en médecine contre le scorbut, l'œdème des poumons, la toux avec expectoration, l'asthme, le catarrhe chonique et les scrofules; mais l'emploi en serait dangereux s'il y avait irritation ou inflammation.

Pour l'administrer,

à l'intérieur, on fait infuser 20 à 50 gr. de la plante dans un litre d'eau, de lait, de petit lait ou de bière et on boit le liquide;

à l'extérieur, on en infuse également une quantité suffisante et on opère avec le liquide des lotions, des injections, etc.

On prépare encore avec cette plante des gargarismes pour traiter les ulcères scorbutiques des gencives, mais il faut que l'eau soit distillée.

CRESSON.

VOYEZ *les Stimulants généraux*.

GRANDE GENTIANE.

La gentiane croît dans le midi et le centre de la France.

Cette plante est aussi bonne contre les scrofules et le scorbut. On conseille de la prendre

à l'intérieur, comme boisson dans une macération ou une décoction de 10 à 20 gr. par litre d'eau.

HOUBLON.

VOYEZ *les Toniques*.

XV. ANTHELMINTIQUES OU VERMIFUGES.

Remèdes contre les vers intestinaux.

ABSYNTHE. — AIL.

VOYEZ *aux Stimulants généraux.*

GRENADIER.

Cet arbre est bien connu.

La décoction de l'écorce, de la racine fraîche est un puissant vermifuge, elle agit d'une manière efficace contre le ténia ou ver solitaire.

XVI. RUBÉFIANTS.

OU REMÈDES EXTERNES DESTINÉS A IRRITER LA PEAU ET A FAIRE AFFLUER LE SANG A LA PARTIE SUR LAQUELLE ON L'APPLIQUE

Leur application prolongée produit l'effet d'un vésicatoire, c'est-à-dire, qu'ils déterminent l'affluence d'une sérosité qui soulève l'épiderme. On les emploie pour fixer l'établissement d'une plaie suppurante.

AIL.

La bulbe de l'ail broyée et placée sur la peau agit comme la moutarde.

On applique contre la gale des frictions avec le suc

de l'ail mélangé de beurre salé : ce traitement dure une huitaine de jours.

On en fait aussi des cataplasmes pour les scrofules.

CHÉLIDOINE.

On la trouve dans les masures, dans les lieux frais et ombragés et le long des haies.

On tire parti des fleurs, des feuilles et de la racine, *à l'intérieur*, comme purgatif prompt et certain, dans une décoction de racine à la dose de 10 à 15 gr. par litre d'eau et on absorde le liquide par tasses dans les 24 heures ;
à l'extérieur, par l'ébullition des feuilles ou la sécrétion du suc dans un liquide dont on fait des lotions sur les ulcères atoniques ou scrofuleux, les dartres, les verrues et les cors.

CLÉMATITE.

La clématite croît dans les haies.

Ses feuilles pilées et appliquées sur la peau produisent la rubéfaction, la vésication, et même l'ulcération.

XVII. EMMÉNAGOGUES.

REMÈDES PROPRES A PROVOQUER LA MENSTRUATION DES FEMMES.

ARMOISE. MATRICAIRE OFFICINALE. NIELLE. SABINE. SEIGLE ERGOTÉ.

Ces plantes ont des propriétés très-actives et leur

emploi à l'intérieur peut causer des accidents graves et même la mort. Il convient donc de n'en faire usage que d'après le conseil d'un médecin.

XVIII. RÉCOLTE

DESSICCATION ET CONSERVATION DES PLANTES.

Les plantes que l'on veut employer fraîches, doivent être cueillies par un temps serein.

Pour les racines, la récolte d'automne est préférable à celle du printemps On ne les lave pas; après l'arrachement on les laisse deux ou trois jours exposées à l'air et on les brosse pour enlever la terre ou les matières étrangères qui les enveloppent. On les coupe ensuite en tranches plus ou moins épaisses selon qu'elles sont plus ou moins charnues et on les fait sécher étendues sur une claie ou enfilées en forme de chapelet et suspendues dans endroit sec. La Guimauve, l'Aunée, la Grande Gentiane, la Bardane et la Grande Consoude exigent plus de soin: il faut sécher leurs racines au four après en avoir enlevé la peau.

Si, après la dessiccation, l'on s'aperçoit que les vers attaquent les racines, qu'elles noircissent ou qu'elles se ramollissent, on se hâtera de les nettoyer et de les passer au four à une température modérée.

Les feuilles et les tiges herbacées seront prises sur des plantes saines, exposées au midi et cueillies à l'époque de la floraison par un temps sec, lorsque la rosée est dissipée. Elles seront ensuite étendues sur une toile ou sur une claie et soumises à l'action du soleil.

On les retournera de temps à autre afin qu'elles sèchent également partout et, quand elles se briseront entre les doigts, on les enlèvera, on les laissera s'assouplir quelques heures et on les enfermera enfin dans des boîtes que l'on déposera dans un endroit bien sec.

Nous disons que le cueillage des fleurs se fait au moment de la floraison et il convient de plus de l'opérer avant l'épanouissement. Il n'y a d'exception à cette règle que pour la violette et la pensée et encore faut-il les prendre aussitôt qu'elles sont ouvertes.

Les écorces se prennent sur les arbres vigoureux et se détachent des branches de 2 à 3 ans. On les coupe en morceaux et on les met sécher comme il est dit plus haut. Cette récolte s'effectue en automne pour les arbres qui sont résineux, et au printemps, au moment de la sève, pour ceux qui ne le sont pas.

ADDITION.

Chaque famille devra avoir sa petite provision de fleurs ou de racines des plantes les plus usuelles. Comme leurs propriétés diminuent ou s'évanouissent avec le temps, on les renouvellera chaque année.

Cette collection se composera de : Mauve (fleurs), Guimauve (fleurs et racines), Chiendent (racines), Bouillon-blanc (fleurs), Violette (fleurs), Benoite (racines). Bardane (fleurs et racines), Fumeterre (l'herbe), Camomille (fleurs), Bourrache (fleurs), Sureau (fleurs). Tilleul (fleurs), Oranger (fleurs et feuilles).

FIN.

TABLE ALPHABÉTIQUE

DES MALADIES ET DES PLANTES QUI LEUR SONT PROPRES.

MALADIES.	PLANTES.
Air (MAUVAIS)	Ail.
Angine.	Guimauve. Violette.
Aphonie.	*Voyez* EXTINCTION DE VOIX.
Apoplexie.	Nerprun.
Appétit (DÉFAUT D')	Ail. Camomille.
Asthme.	Belladone. Carotte. Romarin.
Asthme humide	Ail. Arum. Lavande.
Bronchites aiguës	Lierre. Violette.
Brûlure.	*Voyez* A L'HYGIÈNE.
Catarrhe	Bourrache. Guimauve.

MALADIES.	PLANTES.
Catarrhe chronique . . .	Lavande. Romarin. Violette.
Catarrhe pulmonaire. . .	Aunée. Bouillon blanc. Cresson. Lierre terrestre.
Catarrhe vésical.	Aunée.
Colliques.	Camomille.
Congestion cérébrale.	Nerprun.
Contusion.	Persil.
Convulsion	Angélique. Camomille. Lavande. Menthe. Sauge. Tilleul.
Constipation.	Laitue vireuse.
Coqueluche	Arum. Belladone. Pivoine.
Coupure	Grande Consoude. Lis blanc.
Cors.	Belladone.
Crachement de sang.	Bouillon blanc.
Croup.	Belladone.
Dartres.	Aconit. Aunée. Fumeterre.
Dartre. . { *Squammeuse*. . / *Furfuracée*. }	Bardane.

MALADIES.	PLANTES.
Déchirures	Grande Consoude. Lis blanc. Plantain.
Diarrhée et Dyssenterie	Camomille. Ronce.
Dysurie.	*Voyez* URINES.
Diarrhée séreuse.	Aunée.
Echauffement.	Chiendent.
Écorchures.	*Voyez* DÉCHIRURES.
Épidémie.	Ail.
Epilepsie	Pivoine. Belladone.
Estomac (FAIBLESSE D')	Angélique. Aunée. Digitale. Coing. Cresson. Fumeterre. Lavande.
Extinction de voix.	Carotte.
Fièvre	Chicorée sauvage. Houblon. Saule.
Fièvre bilieuse	Camomille. Gratiole. Mercuriale. Oranger.
Fièvre gastrique.	Gratiole. Mercuriale.

MALADIES.	PLANTES.
Fièvre inflammatoire.	Oranger.
Fièvre intermittente.	Absynthe. Ail. Digitale. Saule.
Fièvre miliaire.	Bourrache.
Fièvre scarlatine.	Bourrache.
Fièvre typhoïde.	Gratiole. Mercuriale. Noyer. Oranger. Saule.
Gale.	Ail. Aunée. Bardane. Menthe. Patience.
Gastrite.	Guimauve.
Gencives (ENGORGEMENT DES)	Ronce.
Gorge (MAUX DE).	Carotte. Ronce.
Goutte.	Aconit. Bardane. Gratiole.
Goutte atonique.	Sauge.
Hémorrhagie.	Grande Consoude. Seigle ergoté.
Hémorrhoïdes.	Cognassier.
Hydropisie.	Ail. Asperge. Sauge.

MALADIES.	PLANTES.
Hystérie.	Oranger. Tilleul.
Hypertrophie.	Asperges. *Voir* DIURÉTIQUES.
Indigestions.	Absynthe. Ail. Camomille. Houx. Oranger. Tilleul. Violette.
Inflammation. Irritation.	Carotte. Chiendent. Réglisse.
Inflammation de la bouche	Ronce. Plantain.
Inflammation gastro-intestinale.	Bouillon blanc.
Irritation du sang.	Bardane. Fumeterre.
Irritation par un corps étranger.	Guimauve.
Jaunisse.	Asperges. Carotte. Fumeterre.
Menstrues.	Armoise. Nielle. Sabine. Seigle ergoté.

MALADIES.	PLANTES.
Névralgie.	Aconit. Laitue vireuse. Oranger. Tilleul.
Obstruction des voies abdominales.	Asperges. *Voir* PURGATIFS.
Œdème des poumons.	Cochléaria.
Palpitation de cœur.	Asperges. Digitale pourprée. Oranger.
Paralysie.	Aconit. Nerprun. Romarin. Sauge.
Peau (INFLAMMATION DE).	Belladone. Fumeterre.
Plaies.	Grande Consoude. Lis blanc.
Plaies purulentes.	Noyer (feuilles).
Pneumonie.	Bouillon blanc. Bourrage.
Pneumonie chronique.	Arum. Bouillon blanc.
Phthisie.	Bouillon blanc. Cresson.
Rhumatisme.	Belladone.
Rhumatisme chronique.	Aconit. Gratiole. Sauge.

MALADIES.	PLANTES.
Rhume.	Carotte.
Rougeole.	Bourrache.
Sang.	*Voyez* HÉMORRHAGIE. — CRACHEMENT.
Scorbut.	Cochléaria. Cresson. Fumeterre. Gentiane. Houblon.
Scrofules.	Chélidoine. Cochléaria. Fumeterre. Gentiane. Houblon Noyer.
Spasmes.	Camomille. Lavande. Menthe. Oranger. Pivoine. Sauge. Tilleul.
Tête (MAL DE).	Tilleul.
Toux.	Carotte. Guimauve.
Toux (AVEC EXPECTORATION).	Sauge.
Toux convulsive.	Belladone. Oranger.
Toux nerveuse.	Pivoine.
Tremblement des membres.	Sauge.
Ulcères atoniques.	Chélidoine.

MALADIES.	PLANTES.
Ulcères scrofuleux	Cochléaria. Noyer.
Ulcères scorbutiques	cochléaria. Ronce.
Urines ou Dysurie	Ail. Asperges. Chiendent. Digitale. Fraisier.
Variole.	Bourrache.
Vents	Carotte. Persil.
Verrues.	Chélidoine.
Vertiges.	Sauge.
Vers.	Absynthe. Ail. Camomille. Fumeterre. Grenadier. Houblon. Noyer (Brou).
Vomissement spasmodiques.	Angélique.
Yeux	Plantain. Bleuet.

TABLE ALPHABÉTIQUE

DES PLANTES CONTENUES DANS CET OPUSCULE.

Plantes.	Noms Vulgaires.	Floraisons.	PAGES.
Bryone.	*Vigne blanche, Navet galant, Navet du diable*	Fl. d'un blanc verdâtre. Juin-Juillet.	37
Camomille.	*Maroute.*	Fl. blanch. Juill-sept.	31
Carotte.	»	Suffisamm. connue.	18
Cerise.	»	id.	17
Chélidoine.	*Herbe de l'hirondelle, Herbe aux boucs, Herbe aux verrues, Gde éclaire.*	Fleurs jaunes, en épi au sommet de la plante. Juin-Julllet.	46
Chicorée.	»	Fleurs bleues et blanches. Tout l'été.	27
Chiendent.	*Couole.*	Fleurs verdâtres, en épi. Tout l'été.	17
Clématite.	*Herbe aux gueux, Viorne.*	Fleurs blanch. Juin-Août.	46
Cognassier.	»	Suffisamm. connu.	24
Cochléaria.	*Herbe aux cuillers.*	Fleurs blanches, en grappes. Mai-juillet.	43
Consoude (Gde).	*Oreille d'âne, Herbe vulnéraire, Herbe à la coupure.*	Fl. rouges, jaunâtres ou blanches. Mai-Juin.	24
Cresson.	*Cresson d'eau.*	Fl. blanch. Mai-Sept.	32
Digitale.	*Gants de Notre-Dame.*	Fleurs rose-pourpre sur un bel épi terminal. Juin-Août.	22
Épine vinette.	»	Fl. jaunes en grappes pendantes. Mai.	17
Fraisier.	»	Suffisamm. connu.	38
Frambroisier.	»	id.	17
Fumeterre.	*Fiel de terre.*	Fleurs purpurines ou bleu-rougeâtre. Mai-Octobre.	27
Gentiane.	*Grande Gentiane.*	Fleurs jaunes. Juillet-Août.	44
Gratiole.	*Grâce de Dieu, Herbe à pauvre homme.*	Fl. blanc-jaunâtre auroré. Juin-Septembre.	36
Grenadier.	»	Fl. roug. Juil.-Août.	45

Plantes.	Noms Vulgaires.	Floraisons.	PAGES.
Groseille.	»	Suffisamm. connue.	17
Guimauve.	»	Fleurs blanchâtres ou rosées. Juin-Juillet.	19
Houblon.	»	Fl. jaunes. Juil-Août.	28
Houx.	»	Fl. blanches petites. Avril-Mai.	28
Laitue vireuse.	*Laitue méconide.*	Fl. jaunes. Tout l'été	23
Lavande.	»	Fleurs bleues ou violettes. Juin-Sept.	32
Lierre terrest.	*Herbe de St-Jean, Rondotte, Drienne.*	Fl. bleues ou roses à chaq. feuille. Mars-Mai.	41
Lis blanc.	»	Fleurs blanches en cloche. Juin-Juillet.	25
Matricaire.	*Espargoutte.*	Fl. en capitules, fleurons jaunes au centre, blancs au bord. Juin-Août.	46
Mauve.	*Grande Mauve, Herbe St-Simon, Beurret.*	Fl. purpurines. Tout l'été.	20
Menthe.	»	Fleurs violacées ou rougeâtres. Juil.-Sept.	33
Mercuriale.	*Foirolle, Foirotte, Cacarelle, Rimberge.*	Fl. verdâtres. Tout l'été.	35
Nerprun.	*Noirprun, Bourg-Épiné.*	Jaune-verdâtre. Mai-Juin	37
Nielle.	*Nigelle des champs, Mille Epices, Cumin noir.*	Bleu-clair à l'extrémité en ramaux. Juin-Août.	46
Noyer.	»	Suffisamm. connu.	36
Oranger.	»	id.	17
Persil.	»	Suffisamm. connu.	39
Pivoine.	*Herbe chaste, Rose sainte.*	Fleurs très-grandes, rouge violacé. Mai-Juin.	42
Plantain.	»	Suffiamm. connu.	20
Pulmonaire.	*Herbe de cœur, Herbe aux poumons.*	Fleurs bleues, rouges ou blanches en forme d'entonnoir. Avril.	28

Plantes.	Noms Vulgaires.	Floraisons.
Raisin.	»	Suffisamm. connu.
Réglisse.	»	Fleurs violettes, p purines, en grapp Juillet.-Août.
Romarin.	*Encensier.*	Fleurs d'un bleu p Au printemps.
Ronce	*Ronce des haies, mûrier des haies.*	Suffisamm. connu
Sabine.	*Savinier, Genévrier sabine.*	Mai-Juin.
Sauge.	»	Fl. rose-lilas ou vi cées. en épi. Tout l'é
Saule.	*Saux blanc, Osier blanc.*	Suffisamm. connu.
Seigle-ergoté.	*Seigle à éperon, Seigle cornu.*	Grains allongés, co leur brune ou violac
Sureau.	*Sent, Séu, Suin, Haut-Bois.*	Fl. blanches, terr nales. Juin.
Tilleul.	*Til, Tillan, Tillet*	Suffisamm. connu.
Violette.	»	id.

FIN DE LA TABLE.

Maubeuge, Imp. Decaussenne.

NOTA. *Le tirage s'étant fait rapidement, l'article sur les* EMPOISONNEMENTS *qui devait figurer à la page 16, a dû être reporté ici.*

La même cause a nécessité un **ERRATA.**

EMPOISONNEMENTS.

Les empoisonnements sont causés le plus souvent, à la campagne, par l'ingestion des champignons vénéneux, quelquefois par la ciguë, plante assez semblable au persil.

Il est assez difficile de distinguer le champignon comestible du champignon vénéneux. Les feuilles du premier sont d'un rose tendre; en le cassant la chair conserve sa couleur pendant quelque temps; enfin la queue ou pédoncule est entouré d'une petite excroissance en forme d'anneau.

Pour plus de sûreté, on aura soin de passer les champignons à l'eau bouillante dans laquelle on mettra une pièce d'argent. Si l'argent noircit, c'est une preuve qu'ils sont vénéneux.

En cas d'empoisonnement, administrer le plus promptement possible de 10 à 15 centigrammes d'émétique dans trois verres d'eau, purgation à l'huile de ricin, puis faire avaler de temps en temps quelques gouttes de vinaigre camphré dans un verre d'eau. Infusion de temps à autre de feuilles fraîches de bourrache. — Lavements, émollients de mauve, de guimauve ou de bouillon-blanc.

Dans tous les cas d'empoisonnement, il faut se hâter de faire vomir le malade, de le purger. On fera appeler sans retard un médecin.

Certaines plantes et arbustes portent des fruits ou baies qui n'ont rien de désagréable au goût et que, pour cette raison, les enfants sont portés à manger. Plusieurs de ces fruits ont des propriétés toxiques : on ne saurait donc trop recommander aux enfants de ne jamais manger les baies qu'ils trouvent sur les arbustes des haies ou sur quelques plantes de nos jardins. Des empoisonnements, ou en tout cas des accidents graves pourraient en résulter.

ERRATA :

PAGE. 12 — LIGNE 6 — *Au lieu de :* qu'elle soit dissipée, *lisez :* qu'elle fût dissipée.

» 28 — » 19 — *Au lieu de :* grammes macérés, *lisez :* grammes macérées.

» 37 — » 4 — *Au lieu de :* Nerprum, *lisez :* Nerprun.

» 41 — » 12 — *Au lieu de :* Violette adorante, *lisez :* Violette odorante.

» 42 — » 5 — *Au lieu de :* l'ècorce de cette abrisseau, *lisez :* l'écorce de cet arbrisseau.

» 45 — » 8 — *Au lieu de :* de l'écorce, de la racine, *lisez :* de l'écorce ou de la racine.

» 50 — » 5 — *Au lieu de :* Colliques, *lisez :* Coliques.

» 51 — » 2 — *Au lieu de :* Déchirures, *lisez*, Déchirures des Chairs.

» 54 — » 22 — *Au lieu de :* Bourrage, *lisez:* Bourrache.

» 57 — COL. 2 — LIGNE 14 — *Au lieu de :* Glonteron, *lisez* : Glouteron.

» 57 — » 3 — » 4 — *Au lieu de :* Alnine, *lisez :* Aluine.

» 57 — » 3 — » 18 — *Au lieu de :* à bout jaunâtre, *lisez :* à base jaunâtre.

» 58 — » 1 — » 17 — *Au lieu de :* Frambroisier, *lisez :* Framboisier.

» 60 — » 2 — » 14 — *Au lieu de :* Sent, *lisez :* Seut.

» 57, 58, 59 et 60. — LIGNE 1 — *Au lieu de :* Floraisons, *lisez :* Floraison.

www.ingramcontent.com/pod-product-compliance
Ingram Content Group UK Ltd.
Pitfield, Milton Keynes, MK11 3LW, UK
UKHW020342250726
13967UKWH00005B/2087

9 782012 980686